# Ultimative Anleitung Zur Ketogenen Diät

Das Praktische Kochbuch Zum Abnehmen Ohne Verzicht Auf Ihre Keto-Lieblingsgerichte

**Amanda Brooks**

**Edwine Kramer**

# Tabelle Of Inhalt

# SMOOTHIES & BREAKFAST RECIPES

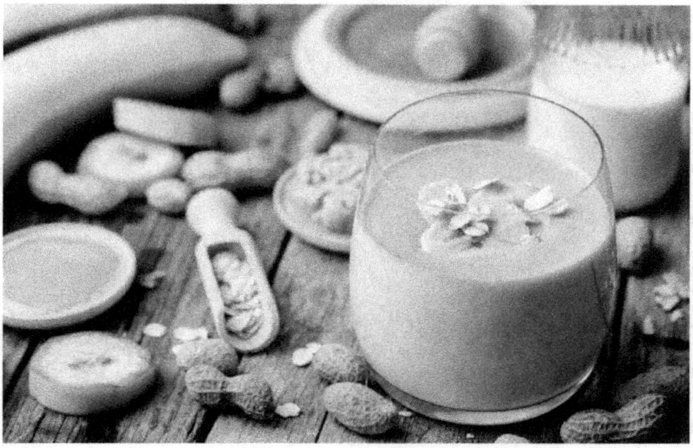

# Chia Schokolade Cupcakes

Zutaten:

- 1,25 Tasse Mandelmehl1/4 Tasse ungesüßtes Kakaopulver
- 1,5 TL Backpulver
- 1/4 TL Salz
- 1/2 Tasse Erythritol
- 1/3 Tasse Milch
- 2 große Ganze Eier
- 1 TL Vanilleextrakt
- 1/2 Tasse Butter
- 1/2 Tasse Zuckerfreie Schokoladenchips
- 2 EL Chia Samen
-

Wegbeschreibungen:

1. Backofen auf 350F vorheizen.
2. Mandelmehl, Kakaopulver, Backpulver und Salz in einer Schüssel verrühren.
3. Eier, Butter, Vanille und Erythritol in einer separaten Schüssel schlagen. Nach und nach die Milch einrühren.
4. Die nasse Mischung in die trockenen Zutaten rühren.
5. Falten Sie in den Schokoladenchips und Chia-Samen.
6. Beschichten Sie eine 6-Loch-Muffinpfanne mit Antihaftspray.
7. Den Teig in die Pfanne geben und 25 Minuten backen.

**Zubereitungszeit: 10 Minuten**

**Kochzeit: 25 min Portionen:6**

**Nährwerte:**

- Fett: 23 g.
- Protein: 8 g.
- Kohlenhydrate: 8 g.

# Keto-Käsebrot

□

Zutaten:

- 1 Tasse Mandelmehl
- 1 TL Backpulver
- 1/4 TL Salz
- 1/3 Tasse Milch
- 2 große Ganze Eier
- 1/3 Tasse Cream Cheese, weich
- 1/2 Tasse geriebener Parmesan

**Zubereitungszeit: 10**

**Minuten Kochzeit: 25 min**

**Portionen:6**

Nährwerte:

- Fett: 16 g.
- Protein: 9 g.
- Kohlenhydrate: 6 g.

## Wegbeschreibungen:

1. Backofen auf 350F vorheizen.
2. Mandelmehl, Backpulver und Salz in einer Schüssel verrühren.
3. Eier und Frischkäse in einer separaten Schüssel schlagen. Nach und nach die Milch einrühren.
4. Die nasse Mischung in die trockenen Zutaten rühren.
5. Falten Sie in den geriebenen Parmesan.
6. Beschichten Sie eine 6-Loch-Muffindose mit Antihaftspray.
7. Den Teig in die Pfanne geben und 25 Minuten backen.

# Mango-Cayenne Cupcakes

Zubereitungszeit: 10 Minuten Kochzeit: 25 min

Portionen:6

**Nährwerte:**

Fett: 25 g.
Protein: 8 g.
Kohlenhydrate: 7 g.

Zutaten:

- 1 Tasse Mandelmehl
- 1/2 Tasse Kokosmehl
- 1 EL Flachsmahlzeit
- 1/2 TL Cayenne
- 1 TL Backpulver
- 1/4 TL Salz
- 1/2 Tasse Erythritol
- 1/3 Tasse Milch
- 2 große Ganze Eier
- 1/2 Tasse Zuckerfreie Mango Gelee
- 1/2 Tasse Butter, aufgeweicht

## Wegbeschreibungen:

1. Backofen auf 350F vorheizen.
2. Mandelmehl, Kokosmehl, Backpulver, Flachsmehl, Cayenne und Salz in einer Schüssel verrühren.
3. Eier, Mangogelee, Butter und Erythritol in einer separaten Schüssel schlagen. Nach und nach die Milch einrühren.
4. Die nasse Mischung in die trockenen Zutaten rühren.
5. Beschichten Sie eine 6-Loch-Muffinpfanne mit Antihaftspray.
6. Den Teig in die Pfanne geben und 25 Minuten backen.

# Keto Ciabatta

Zutaten:

- 1 Tasse Mandelmehl

Zubereitungszeit: 1 Stunde

**Kochzeit: 30 Minuten Portionen:8**

**Nährwerte:**

- Fett: 11 g.
- Protein: 3 g.
- Kohlenhydrate: 4 g.
- 1/4 Tasse Psyllium Husk Pulver
- 1/2 TL Salz
- 1 TL Backpulver
- 3 EL Olivenöl
- 1 TL Ahornsirup
- 1 EL Aktive Trockenhefe
- 1 Tasse Warmwasser
- 1 EL gehackter Rosmarin

Wegbeschreibungen:

1. In einer Schüssel warmes Wasser, Ahornsirup und Hefe unterrühren. Lassen Sie für 10 Minuten.
2. In einer separaten Schüssel Mandelmehl, Psylliumschalenpulver, Salz, gehackten Rosmarin und Backpulver zusammenrühren.
3. Die Olivenöl- und Hefemischung in die trockenen Zutaten einrühren, bis sich ein glatter Teig bildet.
4. Kneten Sie den Teig, bis er glatt ist.
5. Den Teig in 2 teilen und in Brötchen formen.
6. Legen Sie beide Brötchen auf ein mit Pergament ausgekleidetes Backblech. Lassen Sie für eine Stunde zu steigen.
7. Backen Sie für 30 Minuten bei 380F.

1.

# Schokolade Muffins

Servieren: 10 Muffins

**Portionen: 10 Muffins Nährwerte:** Kalorien:

168,8,

Gesamtfett: 13,2 g, gesättigte Fettsäuren: 1,9 g, Kohlenhydrate:

19,6 g,

Zucker: 0,7 g,

Protein: 6,1 g

- Zutaten:
- 2 TL Tartarcreme
- 1/2 Tasse Erythritol
- 1 TL Zimt
- Kokosöl, zum Schmieren

**Nasse Zutaten:**

- 2 oz Medium Avocados, geschält und entert
- 4 Eier
- 15-20 Tropfen Stevia Tropfen

- 2 EL Kokosmilch

## Trockene Zutaten:

- 1 Tasse Mandelmehl
- 1/3 Tasse Kokosmehl
- 1/2 Tasse Kakaopulver
- 1 TL Backpulver

## Wegbeschreibungen:

1. Heizen Sie Ihren Ofen auf 350F / 175C vor. Fetten Sie Muffintassen mit Kokosöl und feinen Sie Ihre Muffindose.
2. Fügen Sie die Avocados zu Ihrem Küchenprozessor und Puls, bis glatt. Fügen Sie die nassen Zutaten, Puls zu kombinieren, bis gut integriert.
3. Kombinieren Sie die trockenen Zutaten und fügen Sie den Lebensmittelprozess und Puls zu kombinieren und gießen Sie den Teig in Ihre Muffindose.
4. Im vorgeheizten Ofen ca. 20-25 Minuten backen.
5. Nach dem Knuspern und Gebacken aus dem Ofen nehmen und vor dem Servieren abkühlen lassen.

# Keto Becher Brot

Zubereitungszeit: 2

min Kochzeit: 2 min

Portionen:1

**Nährwerte:**

- Fett: 37 g.
- Protein: 15 g.
- Kohlenhydrate: 8 g.

Zutaten:

- 1/3 Tasse Mandelmehl
- 1/2 TL Backpulver
- 1/4 TL Salz
- 1 Ganzes Ei
- 1 EL geschmolzene Butter

Wegbeschreibungen:

1. Mischen Sie alle Zutaten in einem Mikrowellen-sicheren Becher.
2. Mikrowelle für 90 Sekunden.
3. 2 Minuten abkühlen lassen.

# Keto Blender Buns

Zubereitungszeit: 5

Minuten Kochzeit: 25 min

Portionen:6

**Nährwerte:**

- Fett: 18 g.
- Protein: 8 g.
- Kohlenhydrate: 2 g.

Zutaten:

- 4 Ganze Eier
- 1/4 Tasse geschmolzene Butter
- 1/2 TL Salz
- 1/2 Tasse Mandelmehl
- 1 TL Italienischer Gewürzmix

Wegbeschreibungen:

1. Backofen auf 425F vorheizen.
2. Pulsieren Sie alle Zutaten in einem Mixer.
3. Teig in eine 6-Loch-Muffindose teilen.
4. 25 Minuten backen.

# Rye Crackers

Zutaten:

- 1 Tasse Roggenmehl
- 2/3 Tasse Kleie
- 2 TL Backpulver
- 3 EL Pflanzenöl
- 1 TL flüssiger Malzextrakt
- 1 TL Apfelessig
- 1 Tasse Wasser
- Salz nach Geschmack

Vorbereitungszeit: 10 Minuten

- Kochzeit: 15 Minuten
- Portionen: 10

Nährwerte:

- Kalorien 80
- Karben insgesamt 10,4 g
- Protein 1,1 g
- Gesamtfett 4,3 g

## Wegbeschreibungen:

1. Mehl mit Kleie, Backpulver und Salz kombinieren.
2. Öl, Essig und Malzextrakt eingießen. Gut mischen.
3. Kneten Sie den Teig, nach und nach das Wasser hinzufügen.
4. Teilen Sie den Teig in 2 Teile und rollen Sie ihn mit einem Etwa 0,1 Zoll dicken Nudelholz aus.
5. Schneiden Sie (mit einem Messer oder Ausstecher) die Cracker von quadratischer oder rechteckiger Form aus.
6. Ein Backblech mit Pergamentpapier auslegen und die Cracker darauf legen
7. Bei 390°F 12 bis 15 Minuten backen.

# Cracker mit Flachsamen

Zutaten:

- 2 EL Leinsamen
- 1/3 Tasse Milch
- 2 EL Kokosöl
- 1 Tasse Kokosmehl
- 1/2 TL Backpulver
- 1 TL Erythritol

Vorbereitungszeit: 20 Minuten

Nährwerte:

- Kochzeit: 20 Minuten
- Portionen: 10
- Kalorien 104
- Karben insgesamt 10,8 g
- Protein 3 g
- Gesamtfett 5,9 g

## Wegbeschreibungen:

1. Mehl mit Backpulver, Erythritol und Leinsamen kombinieren.
2. Nach und nach Milch und Öl hinzufügen und den Teig kneten.
3. Den Teig in Plastikfolie wickeln und 15 Minuten in den Kühlschrank stellen.
4. Teilen Sie den Teig in 2 Teile und rollen Sie ihn mit einem Etwa 0,1 Zoll dicken Nudelholz aus.
5. Dreiecke ausschneiden.
6. Ein Backblech mit Pergamentpapier auslegen und die Cracker darauf legen.
7. Bei 390°F 20 Minuten backen.

# Juicy & Tender Gebackene Schweinekotelett s

Zubereitungszeit: 10 Minuten Kochzeit: 35 Minuten

Servieren: 4

**Zutaten:**

- 4 Schweinekoteletts, ohne Knochen
- 2 EL Olivenöl
- 1/2 TL italienische Würze
- 1/2 TL Paprika
- 1/2 TL Knoblauchpulver
- 1/4 TL Pfeffer
- 1/2 TL Meersalz

**Wegbeschreibungen:**

1. Den Ofen auf 375 F vorheizen.
2. In einer kleinen Schüssel Knoblauchpulver, Paprika, italienische Würze, Pfeffer und Salz vermischen.
3. Schweinekoteletts mit Öl bürsten und mit Knoblauchpulvermischung reiben.
4. Schweinekoteletts auf ein Backblech legen und im

vorgeheizten Ofen 30-35 Minuten backen.

5. Servieren und genießen.

**Nährwert (Betrag pro Portion):**

Kalorien 320

Fett 27 g

Kohlenhydrate 0,5 g

Zucker 0,2 g

Protein 18 g

Cholesterin 69 mg

# SCHWEINE-, RIND- & LAMMREZEPTE

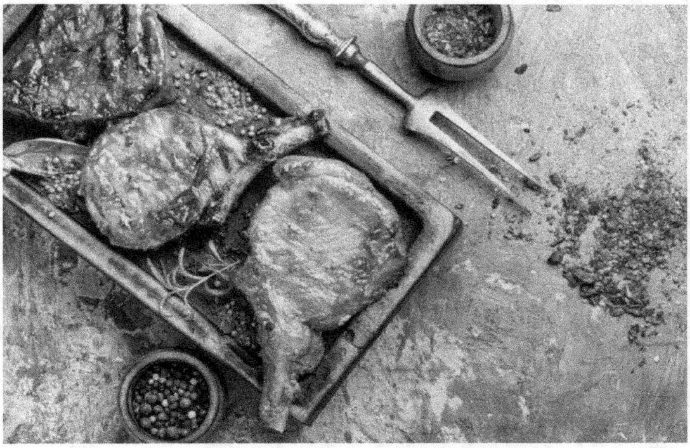

# Keto Burger Fat Bombs

Serviert: 10

Vorbereitungszeit:

30 Min. Zutaten

- 1/2 Teelöffel Knoblauchpulver
- 1 Pfund Hackfleisch
- Koscheres Salz und schwarzer Pfeffer, nach Geschmack
- 1/4 (8 oz.) Block Cheddar-Käse, in 20 Stücke geschnitten
- 2 Esslöffel kalte Butter, in 20 Stück geschnitten Richtungen

1. Den Ofen auf 3750F vorheizen und Mini-Muffindosen mit Kochspray einfetten.
2. Das Rindfleisch mit Knoblauchpulver, koscherem Salz und schwarzem Pfeffer in einer mittelgroßen Schüssel würzen.
3. Drücken Sie etwa 1 Esslöffel Rindfleisch in jede Muffindose, die den Boden vollständig bedeckt.
4. Mit einem kleinen Stück Butter schichten und 1 weiteren Esslöffel Rindfleisch hinzufügen.
5. Top mit einem Stück Käse in jeder Tasse und drücken Sie das restliche Rindfleisch.
6. In den Ofen geben und ca. 20 Minuten backen.
7. Leicht abkühlen lassen und heiß servieren.

Nährwert pro Portion Kalorien

128

Gesamtfett 7g 9% gesättigtes Fett 3.7g 19%

Cholesterin 53mg 18%

Natrium 81mg 4%

Kohlenhydrate insgesamt 0.2g 0% Ballaststoffe 0g 0%

Zucker insgesamt 0,1 g Protein 15,2 g

# Köstliches Hackfleisch

Zubereitungszeit: 10 Minuten Kochzeit: 20 Minuten

Servieren: 3

**Zutaten:**

- 14 oz hackfleischtes Schweinefleisch
- 1/4 Tasse grüne Paprika, gehackt
- 1/2 Zwiebel, gehackt
- 2 EL Wasser
- 1/4 TL Kreuzkümmelpulver
- 3/4 Tasse Ketchup, zuckerfrei
- 1/2 EL Olivenöl
- Pfeffer
- Salz

**Wegbeschreibungen:**

1. Öl in der Pfanne bei mittlerer Hitze erhitzen.
2. Pfeffer und Zwiebel zugeben und anbraten, bis sie erweichen.
3. Fleisch, Pfeffer, Kreuzkümmelpulver und Salz zugeben und kochen, bis sie gebräunt sind.
4. Wasser und Ketchup zugeben und gut umrühren. Zum Kochen bringen.
5. Servieren und genießen.

**Nährwert (Betrag pro Portion):**

Kalorien 275

Fett 7 g

Kohlenhydrate 14 g

Zucker 13 g

Protein 36 g

Cholesterin 95 mg

# FLEISCHLOSE MAHLZEITEN

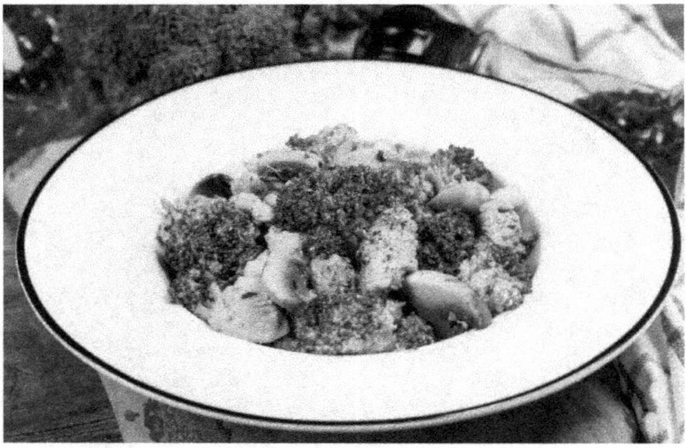

# Balsamico Zucchini Nudeln

Zubereitungszeit: 10 Minuten Kochzeit: 15 Minuten

Servieren: 4

**Zutaten:**

- 4 Zucchinis, spiralisiert mit einem Slicer
- 1 1/2 EL Balsamico-Essig
- 1/4 Tasse frische Basilikumblätter, gehackt
- 4 Mozzarellakugeln, geviertelt
- 1 1/2 Tassen Kirschtomaten, halbiert
- 2 EL Olivenöl
- Pfeffer
- Salz

**Wegbeschreibungen:**

1. Zucchini-Nudeln in eine Schüssel geben und mit Pfeffer und Salz abschmecken. 10 Minuten beiseite stellen.
2. Mozzarella, Tomaten und Basilikum zugeben und gut begießen.
3. Mit Öl und Balsamico-Essig betränkt.
4. Servieren und genießen.

**Nährwert (Betrag pro Portion):**

Kalorien 222

Fett 15 g

Kohlenhydrate 10 g

Zucker 5,8 g

Protein 9,5 g

Cholesterin 13 mg

# SOUPS, STEWS & SALADS

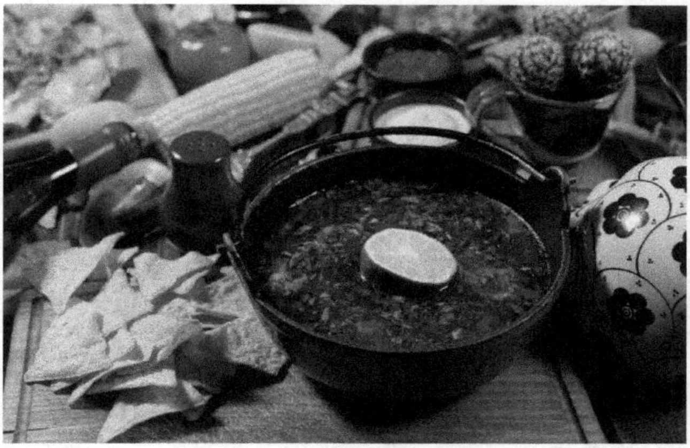

# Cremige Krabbe Dip Suppe

Zubereitungszeit: 10 Minuten Kochzeit: 5 Minuten

Servieren: 8

**Zutaten:**

- 1 Pfund Krabbenfleisch
- 1 Tasse Parmesankäse, gerieben
- 2 3/4 Tasse halb und halb
- 8 un Frischkäse
- 1 EL Bae Würze
- 1 EL Butter
- Pfeffer
- Salz

**Wegbeschreibungen:**

1. Butter in einem Topf bei mittlerer Hitze schmelzen.
2. Halb und halb und Frischkäse hinzufügen und rühren, bis cremig.
3. Käse hinzufügen und rühren, bis der Käse geschmolzen ist.
4. Krabbenfleisch hinzufügen und die Hitze auf niedrig stellen und kochen, bis Krabbenfleisch durcherhitzt ist.
5. Servieren und genießen.

**Nährwert (Betrag pro Portion):**

Kalorien 350

Fett 27 g

Kohlenhydrate 5 g

Zucker 2 g

Protein 20 g

Cholesterin 130 mg

# AvocadoSuppe

Zubereitungszeit: 10 Minuten Kochzeit: 10 Minuten

Servieren: 6

**Zutaten:**

- 2 Avocados, geschält und entsteint
- 1 Tasse schwere Sahne
- 2 EL trockener Sherry
- 2 Tassen Gemüsebrühe
- 1/2 TL frischer Zitronensaft
- Pfeffer
- Salz

**Wegbeschreibungen:**

1. Avocado, Zitronensaft, Sherry und Brühe in den Mixer geben und glatt mischen.
2. Mischung in eine Schüssel gießen und Sahne unterrühren.
3. Mit Pfeffer und Salz abschmecken.
4. Servieren und genießen.

**Nährwert (Betrag pro Portion):**

Kalorien 102

Fett 9,5 g

Kohlenhydrate 1,9 g

Zucker 0,3 g

Protein 2,4 g

Cholesterin 27 m

# BRUNCH & DINNER

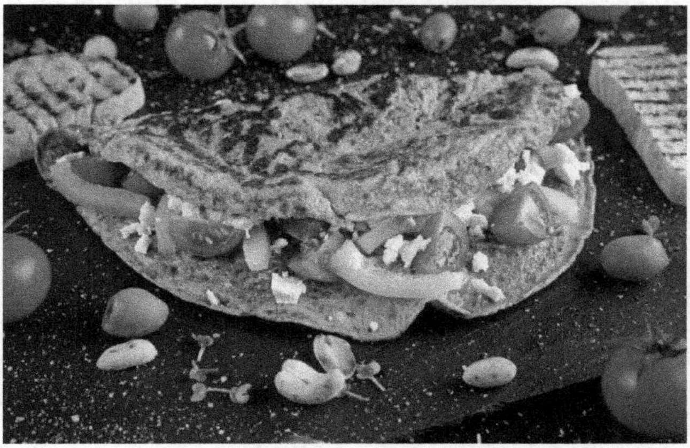

# Olivenkäse Omelet

Zubereitungszeit: 10 Minuten Kochzeit: 5 Minuten

Servieren: 4

**Zutaten:**

- 4 große Eier
- 2 unzen Käse
- 12 Oliven, entsteint
- 2 EL Butter
- 2 EL Olivenöl
- 1 TL Kraut de Provence
- 1/2 TL Salz

**Wegbeschreibungen:**

1. Alle Zutaten außer Butter in eine Schüssel geben, die gut bis schaumig ist.
2. Butter in einer Pfanne bei mittlerer Hitze schmelzen.
3. Eiermischung auf heiße Pfanne geben und gleichmäßig verteilen.
4. Bedecken und kochen für 3 Minuten.
5. Omelett auf die andere Seite drehen und 2 Minuten mehr kochen.
6. Servieren und genießen.

**Nährwert (Betrag pro Portion):**

Kalorien 250

Fett 23 g

Kohlenhydrate 2 g

Zucker 1 g

Protein 10 g

Cholesterin 216 mg

# FISCH & FISCH REZEPTE

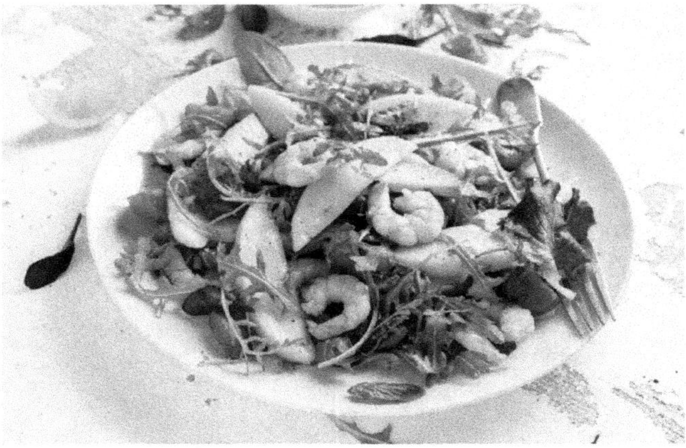

# Buttery Shrimp

Zubereitungszeit: 5 Minuten Kochzeit: 15 Minuten

Servieren: 4

**Zutaten:**

- 1 1/2 lbs Garnelen
- 1 EL italienische Würze
- 1 Zitrone, in Scheiben geschnitten
- 1 Stock Butter, geschmolzen

**Wegbeschreibungen:**

1. Alle Zutaten in die große Rührschüssel geben und gut werfen.
2. Garnelenmischung auf Backblech übertragen.
3. Backen Sie bei 350 F für 15 Minuten.
4. Servieren und genießen.

**Nährwert (Betrag pro Portion):**

Kalorien 415

Fett 26 g

Kohlenhydrate 3 g

Zucker 0,3 g

Protein 39 g

Cholesterin 421 mg

# DESSERTS & DRINKS

## Choco Frosty

Zubereitungszeit: 5 Minuten Kochzeit: 5 Minuten

Servieren: 4

**Zutaten:**

- 1 TL Vanille
- 8 Tropfen flüssiges Stevia
- 2 EL ungesüßtes Kakaopulver
- 1 EL Mandelbutter
- 1 Tasse schwere Sahne

**Wegbeschreibungen:**

1. Alle Zutaten in die Rührschüssel geben und mit Tauchmixer schlagen
   bis sich weiche Spitzen bilden.
2. 30 Minuten im Kühlschrank aufstellen.
3. Fügen Sie frostige Mischung in den Rohrsack und Rohr in Serviergläser.
4. Servieren und genießen.

**Nährwert (Betrag pro Portion):**

Kalorien 240

Fett 25 g

Kohlenhydrate 4 g

Zucker 3 g

Protein 3 g

Cholesterin 43 mg

# APPETIZERS UND DESSERTS

## Cheesy Low Carb Creamed Spinat

Serviert: 8

Vorbereitungszeit:

25 Min. Zutaten

- 2 (10 oz) Packungen gefroren gehackter Spinat, aufgetaut
- 3 Esslöffel Butter
- 6 Unzen Frischkäse
- Zwiebelpulver, Salz und schwarzer Pfeffer
- 1/2 Tasse Parmesankäse, gerie-

bene Anfahrt

1. 2 Esslöffel Butter mit Frischkäse, Parmesankäse, Salz und schwarzem Pfeffer in einer Schüssel verrühren.
2. Den Rest der Butter bei mittlerer Hitze in einer kleinen Pfanne erhitzen und Zwiebelpulver hinzufügen.
3. Ca. 1 Minute sauté und Spinat dazugeben.
4. Bei geringer Hitze ca. 5 Minuten abdecken und kochen.
5. Die Käsemischung unterrühren und ca. 3 Minuten kochen lassen.
6. In eine Schüssel geben und heiß

servieren. Ernährungsmenge pro Portion

Kalorien 141

Gesamtfett 12.8g 16%
gesättigte Fettsäuren
8g 40%

Cholesterin 37mg 12%

Natrium 182mg 8%

Kohlenhydrate insgesamt 3.5g
1%

Ballaststoffe 1.6g 6% Gesamtzucker 0.5g

Protein 4.8g

# Würzige Thunfischrollen

Serviert: 2

Vorbereitungszeit: 15

Min. Zutaten

- 1 Beutel StarKist wählt E.V.O.O. Wild Gefangen Gelbflossen Thunfisch
- 1 mittlere Gurke, längs dünn geschnitten
- 1 Teelöffel heiße Sauce
- 2 Scheiben Avocado, gewürfelt
- Cayenne, Salz und schwarzer

Pfeffer Anfahrt

1. Thunfisch mit heißer Soße, Cayenne, Salz und schwarzem Pfeffer in einer Schüssel vermischen, bis er kombiniert ist.
2. Die Thunfischmischung auf die Gurkenscheiben geben und mit Avocado bedecken.
3. Die Gurke aufrollen und mit 2 Zahnstochern zum Servieren sichern.

Ernährungsmenge pro Portion

Kalorien 139 Gesamtfett 6.5g 8%

Gesättigtes Fett 1.2g 6%

Cholesterin 22mg 7%

Natrium 86mg 4%

Kohlenhydrate insgesamt 8.4g 3% Ballaststoffe 2.9g 10%

Zucker insgesamt 2,8

# Brokkoli-Fritter mit Cheddar-Käse

Serviert: 4

Vorbereitungszeit: 20 Min.

## Zutaten

- 1 Tasse Cheddar-Käse, geschreddert
- 8 Unzen Brokkoli, gehackt, gedämpft und entwässert
- 2 große Eier, geschlagen
- 1 Esslöffel Avocadoöl
- 2 Esslöffel Haferfaser

## Wegbeschreibungen

1. Brokkoli mit Cheddar-Käse, Eiern und Haferfaser in einer Schüssel vermischen.
2. Avocadoöl bei mittlerer Hitze in einer Antihaftpfanne erhitzen und die Brokkoli-Mischung in kleine Stücke geben.
3. Kochen Sie für ca. 5 Minuten auf beiden Seiten, bis gebräunt und auf eine Platte zum Servieren tellern.

**Ernährungsmenge pro Portion**

Kalorien 178

Gesamtfett 12.6g 16% gesättigte Fettsäuren 6.8g

34% Cholesterin 123mg 41%

Natrium 236mg 10%

Gesamt kohlenhydratreiche 5.3g 2% Ballaststoffe 2g 7%

Zucker insgesamt 1.4g Protein 12.1g

# Jicama Fries

Serviert: 2

Vorbereitungszeit: 20 Min. Zutaten

- 2 Esslöffel Avocadoöl
- 1 Jicama, in Pommes frites geschnitten
- 1 Esslöffel Knoblauchpulver
- 1/2 Tasse Parmesankäse, gerieben
- Salz und schwarzer Pfeffer,

nach Geschmack Anfahrt

2. Die Air Fritteuse auf 4000F vorheizen und den Fritteusenkorb einfetten.
3. Jicama-Fritten ca. 10 Minuten kochen und gut abtropfen lassen.
4. Jicama-Fritten mit Knoblauchpulver, Salz und schwarzem Pfeffer in einer Schüssel verrühren.
5. In den Fritteusenkorb geben und ca. 10 Minuten kochen.
6. Auf einen Teller aufteilen und warm servieren.

# SCHWEINE- UND RINDFLEISCH REZEPTE

## Buttery Beef Curry

Serviert: 2

Vorbereitungszeit: 30 Min.

**Zutaten**

- 1/2 Tasse Butter
- 1/2 Pfund Gras gefüttert Esbein
- 1/2 Pfund Zwiebeln
- Salz und rotes Chilipulver, nach Geschmack
- 1/2 Pfund Sellerie, gehackt

**Wegbeschreibungen**

1. Etwas Wasser in einen Schnellkochtopf geben und alle Zutaten hinzufügen.
2. Verriegeln Sie den Deckel und kochen Sie auf Hochdruck für ca. 15 Minuten.
3. Lassen Sie den Druck natürlich los und verteilen Sie das Curry in eine Schüssel zum Servieren.

**Ernährungsmenge pro Portion**

Kalorien 450

Gesamtfett 38.4g 49% gesättigte Fettsäuren 22.5g

113% Cholesterin 132mg 44%

Natrium 340mg 15%

Kohlenhydrate insgesamt 9.8g 4% Ballaststoffe

3.1g 11% Gesamtzucker 4.3g

Protein 17.2g

# FISCHREZEPTE

## Toskanische Butter Lachs

Serviert: 4

Vorbereitungszeit: 35 Min.

**Zutaten**

- 4 (6 oz) Lachsfilets, trocken geklopft mit Papiertüchern
- 3 Esslöffel Butter
- 3/4 Tasse schwere Sahne
- Koscheres Salz und schwarzer Pfeffer
- 2 Tassen BabySpinat

**Wegbeschreibungen**

1. Den Lachs mit Salz und schwarzem Pfeffer würzen.
2. 1 1/2 Esslöffel Butter bei mittlerer Hitze in einer großen Pfanne erhitzen und Lachshaut seite oben hinzufügen.
3. Kochen Sie für etwa 10 Minuten auf beiden Seiten, bis tief golden und auf einem Teller austeilen.
4. Den Rest der Butter in der Pfanne erhitzen und Spinat hinzufügen.
5. Kochen Sie für ca. 5 Minuten und rühren Sie die

schwere Creme.

6. Reduzieren Sie die Hitze auf niedrig und köcheln Sie ca. 3 Minuten.
7. Den Lachs in die Pfanne geben und gut mit der Sauce vermischen.
8. Etwa 3 Minuten köcheln lassen, bis der Lachs durchgegart ist.
9. Austeilen und heiß servieren.

**Ernährungsmenge pro Portion**

Kalorien 382

Gesamtfett 27.5g 35% gesättigte Fettsäuren 12.2g

61% Cholesterin 129mg 43%

Natrium 157mg 7%

Kohlenhydrate insgesamt 1.2g 0% Ballaststoffe

0.3g 1%

Zucker insgesamt 0.1g Protein 34g

# FRÜHSTÜCK REZEPTE

## Gebräunte Butter Kürbis Latte

Serviert: 2

Vorbereitungszeit: 10 Min.

**Zutaten**

- 2 Schüsse Espresso
- 2 Esslöffel Butter
- 2 Kugeln Stevia
- 2 Tassen heiße Mandelmilch
- 4 Esslöffel Kürbispüree

**Wegbeschreibungen**

1. Butter bei geringer Hitze in einer kleinen Pfanne erhitzen und leicht braun lassen.
2. Brauen Sie zwei Schüsse Espresso und rühren Sie in der Stevia.
3. Gebräunte Butter zusammen mit Kürbispüree und heißer Mandelmilch hinzufügen.
4. Mischen Sie für etwa 10 Sekunden auf hoch und

gießen Sie in 2 Tassen zu dienen.

**Ernährungsmenge pro Portion**

Kalorien 227

Gesamtfett 22.6g 29% gesättigtes Fett 18.3g 92%

Cholesterin 31mg 10%

Natrium 93mg 4%

Kohlenhydrate insgesamt 4.5g 2% Ballaststoffe

0.9g 3%

Gesamtzucker 1g, Protein 1.5g

# VEGAN &
## VEGETARISCH

# Gebackene Mini Bell Peppers

Serviert: 4

Vorbereitungszeit: 30 Min.

**Zutaten**

- 1 Unzen Chorizo, luftgetrocknet und dünn geschnitten
- 8 Unzen Mini-Paprika, in Längsrichtung in Scheiben geschnitten
- 8 Unzen Frischkäse
- 1 Tasse Cheddar-Käse, geschreddert
- 1 Esslöffel milde Chipotle Paste

**Wegbeschreibungen**

1. Den Ofen auf 4000F vorheizen und eine große Backform einfetten.
2. Frischkäse, Chipotlepaste, Paprika und Chorizo in einer kleinen Schüssel vermischen.
3. Rühren Sie die Mischung, bis sie glatt ist und auf die Backform übertragen.
4. Top mit Cheddar-Käse und in den Ofen geben.
5. Etwa 20 Minuten backen, bis der Käse goldbraun ist

und auf einen Teller geben.

**Ernährungsmenge pro Portion**

Kalorien 364

Gesamtfett 31.9g 41% gesättigte Fettsäuren

19.4g 97% Cholesterin 98mg 33%

Natrium 491mg 21%

Gesamt kohlenhydratreiche 6g 2% Ballaststoffe

0.7g 2% Gesamtzucker 2.9g

Protein 13.8g

# Gebräunter Butterspargel

Serviert: 4

Vorbereitungszeit:

25 Min. Zutaten

- 1/2 Tasse saure Sahne
- 25 Unzen grüner Spargel
- 3 Unzen Parmesankäse, gerieben
- Salz und Cayennepfeffer, nach Geschmack
- 3 Unzen

Butter Richtun-

gen

1. Spargel mit Salz und Cayennepfeffer würzen.
2. 1 Unze Butter in einer Pfanne bei mittlerer Hitze erhitzen und gewürzten Spargel dazugeben.
3. Ca. 5 Minuten anbraten und in eine Schüssel geben.
4. Den Rest der Butter in einer Pfanne erhitzen und kochen, bis sie hellbraun ist und einen nussigen Geruch hat.
5. Spargel zusammen mit saurer Sahne und Parmesan dazugeben.
6. In eine Schüssel austochen und

heiß servieren.

Ernährungsmenge pro Portion

Kalorien 319

Gesamtfett 28.1g 36% Gesättigte Fettsäuren 17.8g 89%

Cholesterin 74mg 25%

Natrium 339mg 15%

Kohlenhydrate insgesamt 9.1g 3%
Ballaststoffe 3.8g 14% Gesamtzucker 3.4g Protein 11.9g

# FRÜHSTÜCK REZEPTE

## Flachs Mandel Muffins

Gesamtzeit: 45 Minuten Serviert: 6

**Zutaten:**

- 1 TL Zimt
- 2 EL Kokosmehl
- 20 Tropfen flüssiges Stevia
- 1/4 Tasse Wasser
- 1/4 TL Vanilleextrakt
- 1/4 TL Backpulver
- 1/2 TL Backpulver
- 1/4 Tasse Mandelmehl
- 1/2 Tasse gemahlener Flachs
- 2 EL gemahlener Chia

**Wegbeschreibungen:**

Den Ofen auf 350 F/ 176 C vorheizen.

1. Muffintablett mit Kochspray besprühen und beiseite stellen.
2. In einer kleinen Schüssel 6 Esslöffel Wasser und gemahlenen Chia hinzufügen. Gut mischen und

beiseite stellen.

3. In einer Rührschüssel gemahlener Flachs, Backpulver, Backpulver, Zimt, Kokosmehl und Mandelmehl dazugeben und gut vermischen.
4. Chia-Samen-Mischung, Vanille, Wasser und flüssiges Stevia zugeben und gut umrühren.
5. Die Mischung in das vorbereitete Muffintablett gießen und im vorgeheizten Ofen 35 Minuten backen.
6. Servieren und genießen.

**Nährwert (Menge pro Portion): Kalorien 92; Fett 6,3 g; Kohlenhydrate 6,9 g;**

**Zucker 0,4 g; Protein 3,7 g; Cholesterin 0 mg;**

# Mexikanische Blumenkohl Reis

Gesamtzeit: 25 Minuten Serviert: 4

**Zutaten:**

- 1 mittlerer Blumenkohlkopf, in Blüten geschnitten
- 1/2 Tasse Tomatensauce
- 1/4 TL schwarzer Pfeffer
- 1 TL Chilipulver
- 2 Knoblauchzehen, gehackt
- 1/2 mittelgroße Zwiebel, gewürfelt
- 1 EL Kokosöl
- 1/2 TL Seesal

**Wegbeschreibungen:**

1. Fügen Sie Blumenkohlblüten in die Küchenmaschine und verarbeiten, bis es wie Reis aussieht.
2. Öl in einer Pfanne bei mittlerer Hitze erhitzen.
3. Zwiebel in die Pfanne geben und 5 Minuten oder bis zum Erweichen anbraten.
4. Knoblauch hinzufügen und 1 Minute kochen.
5. Blumenkohlreis, Chilipulver, Pfeffer und Salz

zugeben. Gut umrühren.

6. Tomatensauce hinzufügen und 5 Minuten kochen lassen.

7. Gut umrühren und warm servieren.

**Nährwert (Menge pro Portion): Kalorien 83; Fett 3,7 g; Kohlenhydrate 11,5 g; Zucker 5,4 g; Protein 3,6 g; Cholesterin 0 mg;**

# HÜHNER- UND GEFLÜGELREZE PTE

## Türkei mit Sahnekäsesauce

Serviert: 4

Vorbereitungszeit: 30 Min.

**Zutaten**

- 20 Unzen Putenbrust
- 2 Esslöffel Butter
- 2 Tassen schwere Schlagsahne
- Salz und schwarzer Pfeffer, nach Geschmack
- 7 Unzen Frischkäse

**Wegbeschreibungen**

1. Den Truthahn großzügig mit Salz und schwarzem Pfeffer würzen.
2. Butter in einer Pfanne bei mittlerer Hitze erhitzen und Pute für ca. 5 Minuten auf jeder Seite kochen.
3. Die schwere Schlagsahne und den Frischkäse unterrühren.
4. Bedecken Sie die Pfanne und kochen Sie für ca. 15 Minuten bei mittlerer niedriger Hitze.

5. Austeilen, um heiß zu servieren.

**Ernährungsmenge pro Portion**

Kalorien 386

Gesamtfett 31.7g 41% gesättigte Fettsäuren 19.2g

96% Cholesterin 142mg 47%

Natrium 1100mg 48% Gesamtkohlenhydrate 6g

2% Ballaststoffe 0,5g 2% Gesamtzucker 3.4g

**Protein 19.5g**

# Zitronen Zucchini Nudeln

Gesamtzeit: 15 Minuten Serviert: 4

**Zutaten:**

- 4 kleine Zucchini, spiralisiert in Nudeln
- 2 Knoblauchzehen
- 2 Tassen frische Basilikumblätter
- 2 TL Zitronensaft
- 1/3 Tasse Olivenöl
- Pfeffer
- Salz

**Wegbeschreibungen:**

1. Knoblauch, Basilikum, Olivenöl und Zitronensaft in den Mixer geben und gut vermischen. Mit Pfeffer und Salz abschmecken.
2. In einer großen Schüssel Pesto und Zucchini-Nudeln kombinieren.
3. Gut umrühren und servieren.

**Nährwert (Menge pro Portion): Kalorien 169; Fett 17,1 g; Kohlenhydrate 4.8**

**g; Zucker 2,2 g; Protein 1,9 g; Cholesterin 0 mg;**

# DESSERT-REZEPTE

## Mandelbutter Brownies

Gesamtzeit: 30 Minuten Serviert: 4

**Zutaten:**

- 1 Scoop Proteinpulver
- 2 EL Kakaopulver
- 1/2 Tasse Mandelbutter, geschmolzen
- 1 Tasse Bananen, überreif

**Wegbeschreibungen:**

1. Den Ofen auf 350 F/ 176 C vorheizen.
2. Spray Brownie Tablett mit Kochspray.
3. Fügen Sie alle Zutaten in den Mixer und mischen, bis glatt.
4. Teig in die vorbereitete Schale geben und im vorgeheizten Ofen 20 Minuten backen.
5. Servieren und genießen.

**Nährwert (Menge pro Portion): Kalorien 82; Fett 2,1 g; Kohlenhydrate 11.4**

**g; Protein 6,9 g; Zucker 5 g; Cholesterin 16 mg;**

# FRÜHSTÜCK REZEPTE

## Mandelbutter Shake

Machen Sie Ihren Morgen richtig mit diesem fantastischen Energieschub, der nur 5 Minuten dauert.

Gesamtvorbereitungs- & Kochzeit: 5 Minuten Level: Anfänger

Macht: 1 Shake

Protein: 19 Gramm Netto Kohlenhydrate:

6 Gramm Fett: 27 Gramm

Zucker: 0 Gramm

Kalorien: 326

**Was Sie brauchen:**

- 1 1/2 Tassen Mandelmilch, ungesüßt
- 2 EL Mandelbutter
- 1/2 EL gemahlener Zimt
- 2 EL Flachsmahlzeit
- 1/8 TL Mandelextrakt, zuckerfrei
- 15 Tropfen flüssige Stevia
- 1/8 TL Salz
- 6 Eiswürfel

**Schritte:**

**Mit einem Mixer, kombinieren Sie alle aufgeführten Zutaten und Puls für ca. 45 Sekunden.**

**Sofort servieren und genießen!**

# ABENDESSEN REZEPTE

## Zitrone Knoblauch Pilze

Gesamtzeit: 25 Minuten Serviert: 4

**Zutaten:**

- 3 oz Enoki Pilze
- 1 EL Olivenöl
- 1 TL Zitronenschale, gehackt
- 2 EL Zitronensaft
- 3 Knoblauchzehen, in Scheiben geschnitten
- 6 Austernpilze, halbiert
- 5 oz Cremini Pilze, in Scheiben geschnitten
- 1/2 rote Chili, in Scheiben geschnitten
- 1/2 Zwiebel, in Scheiben geschnitten
- 1 TL Meersalz

**Wegbeschreibungen:**

1. Olivenöl in einer Pfanne bei großer Hitze erhitzen.
2. Schalotten, Enokipilze, Austernpilze, Cremini-Pilze und Chili hinzufügen.
3. Gut umrühren und bei mittlerer Hitze 10 Minuten kochen.

4. Zitronenschale zugeben und gut rühren. Mit Zitronensaft und Salz würzen und 3-4 Minuten kochen lassen.
5. Servieren und genießen.

**Nährwert (Menge pro Portion): Kalorien 87; Fett 5,6 g; Kohlenhydrate 7,5 g;**

**Zucker 1,8 g; Protein 3 g; Cholesterin 8 mg;**

# LUNCH RECIPES

## Eiersalat

Peitsche diesen Eiersalat in kürzester Zeit und genießen Sie den fantastischen Energieschub von dieser Fettbombe.

Gesamtvorbereitungs- & Garzeit: 15 Minuten Level: Anfänger

Macht: 2 Helpings

Protein: 6 Gramm Netto Kohlenhydrate:

1 Gramm Fett: 28 Gramm

Zucker: 1 Gramm

Kalorien: 260

**Was Sie brauchen:**

- 3 EL Mayonnaise, zuckerfrei
- 1/4 Tasse Sellerie, gehackt
- 2 große Eier, hartgekocht und Eigelb getrennt.
- 1/2 TL Senf
- 3 EL rote Paprika, gehackt
- 1/4 TL Salz
- 3 EL Brokkoli, Reis
- 1/4 TL Pfeffer
- 2 EL Pilz, gehackt
- 1/4 TL Paprika
- 4 Tassen kaltes Wasser

**Schritte:**

1. Füllen Sie einen Topf mit den Eiern und 2 Tassen des kalten Wassers.
2. Wenn das Wasser zu kochen beginnt, stellen Sie einen Timer für 7 Minuten ein.
3. Nachdem die Zeit vergangen ist, das Wasser abtropfen lassen und die restlichen 2 Tassen kaltes Wasser über die Eier entleeren.
4. Sobald sie behandelt werden können, schälen Sie die Eier und entfernen Sie die Eigelbe. Das Eiweiß hacken und zur Seite lassen.
5. In einem großen Gericht Mayonnaise, Senf, Salz und Eigelb mischen.
6. Kombinieren Sie den gehackten Sellerie, Paprika, Brokkoli und Pilz.
7. Schließlich integrieren Sie das Eiweiß, Pfeffer und Paprika, bis sie vollständig kombiniert werden.

# ABENDESSEN REZEPTE

## Huhn Kebab

Wenn Sie Ihre Zähne in diese würzige Shawarma versenken, werden Sie nicht das Brot vermissen, das mit ihm kam.

**Gesamtvorbereitungs- & Garzeit: 45 Minuten plus 2 Stunden zum Marinieren**

Level: Anfänger macht: 4 Helpings

Protein: 35 Gramm Netto Kohlenhydrate: 1

Gramm Fett: 16 Gramm

Zucker: 0 Gramm

Kalorien: 274

**Was Sie brauchen:**

*Für das Huhn:*

- 21 Unzen knochenlose Hähnchenbrust oder Oberschenkel
- 2/3 TL gemahlener Koriander
- 6 TL Olivenöl
- 2/3 TL gemahlener Kreuzkümmel
- 1/3 TL gemahlener Cayennepfeffer
- 2/3 TL gemahlener Kardamom
- 1/3 TL Knoblauchpulver
- 2/3 TL gemahlener Kurkuma
- 1/3 TL Zwiebelpulver

- 2 TL Paprikapulver
- 1 TL Salz
- 4 TL Zitronensaft
- 1/8 TL Pfeffer

**Für die Tahini-Sauce:**

- 4 TL Olivenöl
- 2 EL Wasser
- 1/3 TL Salz
- 4 TL Tahini-Paste
- 2 TL Zitronensaft
- 1 Knoblauchzehe, gehackt

**Schritte:**

1. Mit einem Gummikratzer, mischen Sie den Koriander, Olivenöl, Kreuzkümmel, Cayennepfeffer, Kardamom, Knoblauchpulver, Kurkuma, Zwiebelpulver, Paprikapulver, Salz, Zitronensaft und Pfeffer in einer großen Deckelwanne.
2. Legen Sie das Huhn innen und arrangieren, so dass sie vollständig von der Flüssigkeit bedeckt sind.
3. Mindestens 2 Stunden marinieren, wenn nicht über Nacht.
4. Heizen Sie Ihren Grill vor, um bei 500° Fahrenheit zu erhitzen.
5. Nehmen Sie das Huhn von der Marinade und grillen Sie über den Flammen für ca. 4 Minuten, bevor Sie auf

die andere Seite kippen.

6. Grillen Sie, bis sie auf beiden Seiten gebräunt sind, und verwenden Sie ein Fleischthermometer, um sicherzustellen, dass es eine gleichmäßige 160° Fahrenheit ist.
7. Das Huhn auf einen Teller bringen und ca. 10 Minuten abkühlen lassen.
8. In einem kleinen Gericht, mischen Sie das Olivenöl, Wasser, Salz, Tahini-Paste, Zitrone und gehackten Knoblauch, bis eine glatte Konsistenz.
9. Das Huhn in Scheiben schneiden und mit der Sauce servieren und genießen!

**Backtipps:**

1. Wenn Sie keinen Grill besitzen, können Sie diese Mahlzeit auf dem Herd braten. Sobald das Huhn mariniert ist, lösen Sie einen Esslöffel Butter oder Kokosöl in einer Antihaftpfanne auf. Braten Sie das Huhn auf jeder Seite für ca. 4 Minuten.
2. Das Huhn backen ist eine weitere Option. Stellen Sie die Temperatur des Ofens auf 400° Fahrenheit ein und rösten Sie ca. 20 Minuten.

**Variationstipp:**

1. Wenn Sie einen Kick zu Ihrem Huhn mögen, können Sie mehr Cayennepfeffer zu Ihrem bevorzugten Geschmack hinzufügen.

# KETO DESSERTS RECIPES

## Aromen Kürbisriegel

Serviert: 18

Zubereitungszeit: 10 Minuten Kochzeit: 10 Minuten

**Zutaten:**

- 1 EL Kokosmehl
- 1/2 TL Zimt
- 2 TL Kürbiskuchen Gewürz
- 1 TL flüssiges Stevia
- 1/2 Tasse Erythritol
- 15 unzen kann Kürbis pürieren
- 15 oz kann ungesüßte Kokosmilch
- 16 Oz Kakaobutter

**Wegbeschreibungen:**

1. Backform mit Pergamentpapier auslegen und beiseite stellen.
2. Kakaobutter in einem kleinen Topf bei geringer Hitze schmelzen.

3. Kürbispüree und Kokosmilch zugeben und gut umrühren.
4. Die restlichen Zutaten hinzufügen und gut besen.
5. Rühren Sie die Mischung kontinuierlich, bis die Mischung verdickt.
6. Sobald die Mischung verdickt, dann gießen Sie es in vorbereitete Backform und legen Sie in den Kühlschrank für 2 Stunden.
7. Schneiden und servieren.

Pro Portion: Netto Kohlenhydrate: 5.8g; Kalorien: 282; Gesamtfett: 28.1g; Gesättigte Fettsäuren: 17.1g

Protein: 1.3g; Kohlenhydrate: 9.5g; Faser: 3.7g; Zucker: 4g; Fett 89% / Protein 2% / Kohlenhydrate 9%

# SNACK-REZEPTE

## Speck gewickelt Avocado

Dieser schnelle gebratene Snack wird Sie auf die Nährstoffe und Fette, die Ihre Körper sehnt sich.

Gesamtvorbereitungs- & Garzeit: 30 Minuten Level: Anfänger

Marken: 3 Helpings (2 Wraps pro Portion) Protein: 15 Gramm

Netto Kohlenhydrate: 1,8 Gramm Fett: 21 Gramm

Zucker: 0 Gramm

Kalorien: 139

**Was Sie brauchen:**

- 1 Avocado, geschält und entsteint
- 6 Streifen Speck
- 1 EL Butter

**Schritte:**

1. Die Avocado in 6 einzelne Keile schneiden.
2. Eine Scheibe Speck um den Avocadokeil wickeln und

für alle Stücke wiederholen.

3. Die Butter in einer Antihaftpfanne erweichen und die Keile mit dem Ende des Specks auf der Grundpfanne auf die heiße Butter übertragen. Dadurch wird verhindert, dass der Speck vom Keil abkommt.
4. Kochen Sie für ca. 3 Minuten auf jeder Seite, und bewegen Sie sich zu einem Papiertuch bedeckt Platte.
5. Servieren Sie, während immer noch heiß und genießen!

**Backtipp:**

Verwenden Sie keine Avocado, die matschig oder überreif ist, da sie beim Einwickeln mit dem Speck zerbröckelt.

**Variationstipp:**

Sie können auch Spargel anstelle der Avocado ersetzen.

# UNGEWÖHNLICHE LECKERE MEAL RECIPES

## Auberginen-Burger

Diese chinesische Mahlzeit wird eine anständige Menge an Farbe zu Ihrem Esstisch hinzufügen und wird Ihre Muskeln nach dem Training aufbauen.

Gesamtvorbereitungs- & Garzeit: 40 Minuten

**Stufe: Anfänger**

Macht: 4 Helpings

Protein: 26 Gramm Netto

Kohlenhydrate: 6 Gramm Fett: 5

Gramm

Zucker: 0 Gramm

Kalorien: 205

**Was Sie brauchen:**

Für die Burger:

- 1/2 Lb. gemahlenes Schweinefleisch
- 2 japanische Auberginen
- 1/8 TL Pfeffer
- 2 EL Zwiebelpulver
- 1 EL Ingwer, gehackt
- 2 EL Tamarisauce, glutenfrei
- 1 TL Salz

- Dampftopf

**Für die Sauce:**

- 4 Knoblauchzehen, gehackt
- 1 TL geröstetes Sesamöl
- 4 EL Tamarisauce, glutenfrei
- 1/2 TL Apfelessig

**Schritte:**

1. Schneiden Sie die Aubergine in Abschnitte von etwa einem Zoll dicke. Machen Sie eine Scheibe, um sie wie ein offenes Brötchen zu machen, aber nicht den ganzen Weg durch schneiden.
2. Verwenden Sie einen Lebensmittelmixer, um den Ingwer, gemahlenes Schweinefleisch, Salz, Zwiebelpulver, Tamari-Sauce und Salz zu peitschen, bis sie vollständig kombiniert werden.
3. Löffel die Mischung gleichmäßig in die 4 Abschnitte der Auberginen.
4. Die Burger auf einen Dampfer geben und ca. 20 Minuten kochen lassen.
5. In der Zwischenzeit in einem Glas Serviergericht, mischen Sie den Knoblauch, geröstetes Sesamöl, Tamari-Sauce und Apfelessig glatt.
6. Die Burger aus dem Dampfer nehmen und auf eine Servierplatte legen.
7. Sofort mit der Tauchsauce servieren und genießen!

**Variationstipp:**

Anstatt Tamari-Sauce zu verwenden, können Sie alternativ 1/4 Tasse Kokos-Aminos ersetzen.

# Kuchen

## Kürbis-Käsekuchen

Serviert: 8

Zubereitungszeit: 15 Minuten Kochzeit: 1 Stunde 10 Minuten

**Zutaten:**

*Für Crust:*

- 1/2 Tasse Mandelmehl
- 1 EL Swerve
- 1/4 Tasse Butter, geschmolzen
- 1 EL Leinsamenmehl

*Zum Füllen:*

- 3 Eier
- 1/2 TL gemahlener Zimt
- 1/2 TL Vanille
- 2/3 Tasse Kürbispüree
- 15,5 Unzen Frischkäse
- 1/4 TL gemahlene Muskatnuss
- 2/3 Tasse Swerve
- Prise Salz

**Wegbeschreibungen:**

1. Den Ofen auf 300 F/ 150 C vorheizen.
2. 9-Zoll-Federformpfanne mit Kochspray besprühen. Beiseite.
3. Für Crust: In einer Schüssel Mandelmehl, Schwenk, Leinsamenmehl,

   und Salz.
4. Geschmolzene Butter hinzufügen und gut mischen, um sie zu kombinieren.
5. Krustenmischung in die vorbereitete Pfanne geben und mit der Fingerspitze gleichmäßig nach unten drücken.
6. 10-15 Minuten backen.
7. Aus dem Ofen nehmen und 10 Minuten abkühlen lassen.
8. Für die Käsekuchenfüllung: In einer großen Schüssel Frischkäse bis glatt und cremig schlagen.
9. Eier, Vanille, Schwenk, Kürbispüree, Muskatnuss, Zimt und Salz zugeben und rühren, bis sie gut kombiniert sind.
10. Käsekuchenteig in die vorbereitete Kruste gießen und gleichmäßig verteilen.
11. 50-55 Minuten backen.
12. Käsekuchen aus dem Ofen nehmen und vollständig abkühlen lassen.

13. Käsekuchen 4 Stunden im Kühlschrank aufstellen.
14. Scheiben und servieren.

Pro Portion: Netto Kohlenhydrate: 3.9g; Kalorien: 320

Gesamtfett: 30.4g; Gesättigte Fettsäuren: 16.6g

Protein: 8.2g; Kohlenhydrate: 5.6g; Faser: 1.7g; Zucker: 1.2g; Fett 86% / Protein 10% / Kohlenhydrate 4%

# SÜßIGKEITEN: ANFÄNGER

## Schokoladen-Süßigkeiten

Serviert: 10

Zubereitungszeit: 5 Minuten Kochzeit: 10 Minuten

**Zutaten:**

- 1/2 Tasse Kokosöl
- 1/2 Tasse ungesüßtes Kakaopulver
- 1/2 Tasse Mandelbutter
- 1 EL Stevia
- 1/2 EL Meersalz

**Wegbeschreibungen:**

1. Kokosöl und Mandelbutter in einem Topf und bei mittlerer Hitze schmelzen.
2. Kakaopulver und Süßstoff zugeben und gut umrühren.
3. Pfanne von der Hitze nehmen und 5 Minuten abkühlen lassen.
4. Topfmischung in Silikon-Süßigkeitenform gießen und 15 Minuten oder bis zum Set in den Kühlschrank stellen.
5. Servieren und genießen.

**Pro Portion: Net Carbs: 1g; Kalorien: 109; Gesamtfett: 11.9g; Gesättigte Fettsäuren: 9.8g**

**Protein: 1g; Kohlenhydrate: 2.5g; Faser: 1.5g; Zucker: 0.1g; Fett**

**98% / Protein 1% / Kohlenhydrate 1%**

# Blackberry Candy

Serviert: 8

Zubereitungszeit: 5 Minuten Kochzeit: 5 Minuten

**Zutaten:**

- 1/2 Tasse frische Brombeeren
- 1/4 Tasse Cashewbutter
- 1 EL frischer Zitronensaft
- 1/2 Tasse Kokosöl
- 1/2 Tasse ungesüßte Kokosmilch

**Wegbeschreibungen:**

1. Cashewbutter, Kokosöl und Kokosmilch in einer Pfanne bei mittlerer Hitze erhitzen, bis sie nur warm ist.
2. Transfer Cashewbutter-Mischung auf die Mixer zusammen mit den restlichen Zutaten und mischen, bis glatt.
3. Gießen Sie Mischung in die Silikon-Süßigkeiten Form und kühlen, bis eingestellt.
4. Servieren und genießen.

Pro Portion: Netto Kohlenhydrate: 2.9g; Kalorien: 203; Gesamtfett: 21.2g; Gesättigte Fettsäuren: 15.8g

Protein: 1,9 g; Kohlenhydrate: 3.9g; Faser: 1g; Zucker: 1g; Fett 92% / Protein 3% / Kohlenhydrate 5%

# GEFRORENES DESSERT: ANFÄNGER

## Perfekte Minze Eiscreme

Serviert: 8

Zubereitungszeit: 10 Minuten Kochzeit: 45 Minuten

**Zutaten:**

- 1 Eigelb
- 1/4 TL Pfefferminzextrakt
- 1/2 Tasse Erythritol
- 1 1/2 Tassen schwere Schlagsahne

**Wegbeschreibungen:**

1. Fügen Sie alle Zutaten in die Schüssel und mischen, bis gut kombiniert.
2. Eismischung in die Eismaschine gießen und Eis nach den Maschinenanweisungen rühren.
3. Servieren und genießen.

Pro Portion: Netto Kohlenhydrate: 0.7g; Kalorien: 85; Gesamtfett: 8.9g; Gesättigte Fettsäuren: 5.4g

Protein: 0.8g; Kohlenhydrate: 0.7g; Faser: 0g; Zucker: 0.1g; Fett 94% / Protein 3% / Kohlenhydrate 3%

# FRÜHSTÜCK REZEPTE

## Chile Kuchen

## Füllung

Alles aus: 20 min Vorbereitung: 5 min

Latent: 5 min

Koch: 10 min

Ertrag: 4 Portionen

**Zutaten**

- 1/2 Tassen natriumarmer Hühnerbrühe
- 4 Esslöffel Margarine
- 2 Tassen erstarrte Aromamischung: geschlitzte Zwiebel, grüne und rote Pfeffermischung (verordnet: PictSweet)
- 1 Teelöffel Paprikatropfen
- 1 (6-Unze) Box Cornbread Füllung Mischung

**Richtung**

1. In einer mittleren Pfanne, konsolidieren Hühnerbrühe, Margarine, Aromamischung, und paprika Tropfen. Erhitzen Sie bis zum Kochen.
2. In Füllung Mischung und Verbreitung mischen. Von Wärme vertreiben. Lassen Sie 5 Minuten stehen.

Mit Gabel aufhellen. Heiß servieren.

# LUNCH RECIPES

## Anfänger: Low-Carb Cream Cheese Rolls

Portionen: 6 Rollen

**Nährwerte:**

Kalorien 0,8 g Netto Kohlenhydrate ; 4,2 g Proteine; 8 g Fett; 91.3 Kalorien

**Zutaten:**

- Große Eier – 3
- Vollfett-Frischkäse - gewürfelt & kalt – 3 Unzen.
- Zahnsteincreme - .125 TL.
- Salz - .125 TL.

**Wegbeschreibungen:**

1. Den Ofen auf 300oF aufwärmen. Eine Backform mit Pergamentpapier auslegen. Die Pfanne mit Speiseölspray spritzen.
2. Die Eigelbe sollten sich von den Eiern trennen und die Weißen in einen nicht fettigen Behälter legen. Mit dem Zahnstein bis steif rühren.
3. In einem anderen Behälter den Frischkäse, Salz und Eigelb glatt rühren.

4. Falten Sie in den Weißen der Eier, gut mit einem Spachtel mischen. Mähen Sie eine Kugel Weiß über die Dottermischung und falten Sie zusammen, wie Sie die Schale drehen. Setzen Sie den Prozess fort, bis sie gut kombiniert sind. Der Prozess hilft, die Luftblasen zu beseitigen.
5. Sechs große Löffel der Mischung auf die vorbereitete Pfanne verteilen. Mash die Spitzen mit dem Spatulate leicht abflachen.
6. Backen bis gebräunt (30-40 Min.).
7. Abkühlen Sie ein paar Minuten in der Pfanne. Dann, ordnen Sie sie sorgfältig auf einem Drahtgestell zu kühlen.
8. In einer Reißverschlusstasche – leicht öffnen – aufbewahren und im Kühlschrank für eine
   ein paar Tage für beste Ergebnisse.

# COOKIES: ANFÄNGER

## Knusprige Shortbread Cookies

Serviert: 6

Zubereitungszeit: 10 Minuten Kochzeit: 10 Minuten

**Zutaten:**

- 1 1/4 Tasse Mandelmehl
- 1/2 TL Vanille
- 3 EL Butter, weich
- 1/4 Tasse Swerve
- Prise Salz

**Wegbeschreibungen:**

1. Den Ofen auf 350 F/ 180 C vorheizen.
2. In einer Schüssel Mandelmehl, Schwenken und Salz vermischen.
3. Vanille und Butter hinzufügen und mischen, bis Teig gebildet wird.
4. Machen Sie Kekse aus Mischung und legen Sie auf einem Backblech.
5. Im vorgeheizten Ofen 10 Minuten backen.

6. Vollständig abkühlen lassen und dann servieren.

Pro Portion: Netto Kohlenhydrate: 2.6g; Kalorien: 185;

Gesamtfett: 17.4g; Gesättigte Fettsäuren: 4.5g

Protein: 5.1g; Kohlenhydrate: 5.1g; Faser: 2.5g; Zucker: 0.9g; Fett 84% / Protein 11% / Kohlenhydrate 5%

# Anfänger: Gesimmertes Knoblauchbrot

Alles aus: 1 Std. 20 min

Vorbereitung: 10 min

Koch: 1 Std. 10 Min.

Ertrag: 6 bis 8 Portionen

**Nährwerte:**

Fett: 35 g.

Protein: 6 g.

Kohlenhydrate: 5 g.

**Zutaten**

- 4 Köpfe Knoblauch
- 1/3 Tasse natives Olivenöl extra
- 3 Zweige Thymian, zusätzlich zu 1 Esslöffel fein geschnitten
- Dunkles Salz und knackig gemahlener dunkler Pfeffer
- 8 Esslöffel ungesalzene Margarine (1 Stock), bei Raumtemperatur
- 1 Portion gutes, hartes Brot, in Schnitte geschnitten

**Richtung**

1. Masthähnchen auf 350 Grad vorheizen.
2. Von jedem Knoblauchkopf oben schneiden und die Nelken entdecken. Spot Köpfe von Knoblauch (seitlich nach oben

geschnitten), auf ein wenig Fels solide Aluminiumfolie. Olivenöl darüber gießen und mit Thymianfedern übergießen. Mit Salz und Pfeffer abschmecken. Wickeln Sie die Folie fest. In einem kleinen, ofenfesten Behälter aufstellen und erhitzen, bis die Nelken ausfliegen, ca. 60 Minuten. Aus dem Herd austreiben und abkühlen lassen.

3. Um die Nelken zu vertreiben, öffnen Sie die Folie und zerkleinern Sie den unteren Teil des Knoblauchkopfes. In einer kleinen Schüssel die Nelken zerquetschen, um einen Kleber einzurahmen. (Jetzt kann der Kleber verwendet oder in der
kühler oder kühler.)
4. Margarine und aufgeschlitzten Thymian in die Schüssel geben, mischen, um sich zu verbinden. Mit Salz und Pfeffer abschmecken.
5. Toasten Sie die beiden Seiten des Brotes, mit einem heißen Grill, Flamme Broil Gericht, oder Grill. Den gekochten Knoblauchmargarine-Kleber auf das geröstete Brot verteilen. Servieren Sie sofort.

# Zwischenstufe: Kokosbrotbrote

**Nährwerte:**

Kalorien: 297,5, Gesamtfett: 14,6 g, gesättigte Fettsäuren: 2,6 g, Kohlenhydrate: 25,5 g, Zucker: 0,3 g, Protein:

15.6 g Serviert: 4

**Zutaten:**

- 1/2 Tasse gemahlene Flachssamen
- 1/2 TL Backpulver
- 1 TL Backpulver
- 1 TL Salz
- 6 Eier, Raumtemperatur
- 1 EL Apfelessig
- 1/2 Tasse Wasser
- 1 Tasse Kokosmehl, gesiebt

**Wegbeschreibungen:**

1. Stellen Sie sicher, dass 350F / 175C das Ziel ist, wenn Sie Ihren Ofen vorheizen. Eine Laibpfanne fetten und beiseite stellen.
2. Mischen Sie die trockenen Zutaten. In wasser, eier und essig hinzufügen und gut mischen, um sie zu integrieren.
3. 40 Minuten backen.
4. Wenn gebacken, lassen Sie abkühlen, schneiden und genießen!

# SNACKS REZEPTE

## Knoblauchbrot

Portionen: 10

Kochzeit: 20 Minuten

**Nährstoffe pro Portion:**

Kalorien: 80 | Fette: 15 g | Kohlenhydrate: 1,6 g | Proteine: 9 g

**Zutaten:**

- 1 Packung Brotbackmasse
- 1 1/3 Tasse warmes Wasser
- 1 EL Butter
- 3 Knoblauchzehen
- 1 EL trockener Oregano

**Kochprozess:**

1. In einer Schüssel den Teig aus der Brotbackmasse und Wasser mischen. Machen Sie ein langes Baguette.
2. Bedecken Sie das Backblech mit Pergament. Legen Sie das Baguette auf das Backblech und machen Sie flache Kerben.
3. Im Ofen bei einer Temperatur von 180°C (356°F) 25 Minuten backen.
4. Bereiten Sie die Knoblauchbutter vor. Butter, gehackten Knoblauch und Oregano vermischen.

5. Heißes Brot mit Knoblauchbutter bebraten und 10 Minuten in den Ofen schicken.

# Abendess

# Blumenkohl Gratin

Alles aus: 50 min Vorbereitung: 20 min

Koch: 30 min

Ertrag: 4 bis 6 Portionen

**Zutaten**

- 1 (3-Pfund) Kopf Blumenkohl, in riesige Blüten geschnitten
- Fit Salz
- 4 Esslöffel (1/2 Stick) ungesalzene Margarine, partitioniert
- 3 Esslöffel universell handliches Mehl
- 2 Tassen heiße Milch
- 1/2 Teelöffel natürlich gemahlener dunkler Pfeffer
- 1/4 Teelöffel gemahlene Muskatnuss
- 3/4 Tasse natürlich gemahlen Gruyere, abgetrennt
- 1/2 Tasse natürlich gemahlen Parmesan
- 1/4 Tasse knusprige Brotfetzen

**Richtung**

1. Den Masthähnchen auf 375 Grad vorheizen.
2. Kochen Sie die Blumenkohlblüten in einem riesigen

Topf mit sprudelndem Salzwasser für 5 bis 6 Minuten, bis zart und gleichzeitig fest. Kanal.

In der Zwischenzeit verflüssigen 2 Esslöffel des Aufstrichs in einem mittleren Topf bei geringer Wärme. Das Mehl einschließen,

3. kontinuierlich mit einem Holzlöffel für 2 Minuten mischen. Die heiße Milch in die aufgebutterte Mehlmischung entleeren und mischen, bis sie den Siedepunkt erreicht. Blase, whisking kontinuierlich, für 1 Minute, oder bis verdickt. Aus der Wärme, gehören 1 Teelöffel Salz, der Pfeffer, Muskatnuss, 1/2 Tasse der Gruyere, und der Parmesan.
4. Gießen Sie 1/3 der Sauce auf der Basis einer 8 mal 11 mal 2-Zoll-Zubereitungsschale. Den erschöpften Blumenkohl oben aufstellen und danach den Rest der Sauce gleichmäßig darüber verteilen. Die Brotstücke mit dem Rest der 1/4 Tasse Gruyere konsolidieren und darüber streuen. Den Rest der 2 Esslöffel Margarine erweichen und über das Gratin streuen. Mit Salz und Pfeffer bestreuen. Bereiten Sie sich auf 25 bis 30 Minuten vor, bis die Oberseite sautiert ist. Heiß oder bei Raumtemperatur servieren.

# Prosciutto, Rosmarin und Pfefferbrot

Ertrag: 1 riesige Portion, ca. 12 Portion

**Zutaten**

- 1 Bündel (2 1/2 Teelöffel) dynamische trockene Hefe
- 1/4 Tasse warmes (105 bis 110 Grad F) Wasser
- 2 Esslöffel zusätzliches natives Olivenöl
  - 1/2 Teelöffel Salz
  - 3/4 Teelöffel grob gebrochenen dunklen Pfeffer
  - 3 1/2 Tassen Brot oder ungebleichtes, allgemein nützliches Mehl,
  - 4 Unzen (1/4-Zoll dick) geschnitten Prosciutto, gehackt in 1/4-Zoll-Würfel
  - 1/2 Esslöffel geschlitzt knusprigen Rosmarin oder 2 Teelöffel getrockneter Rosmarin

**Richtung**

1. In einer riesigen Schüssel oder in der Schüssel eines felsenfesten Elektromischers die Hefe über das Wasser streuen und mischen. Lassen Sie bleiben, bis die Hefe weich, etwa 10 Minuten. Mischen, um die Hefe aufzubrechen.
2. Unter Verwendung eines Holzlöffels oder der

Ruderscharfen Kante des Mixers, mischen Sie das Öl, Salz und Pfeffer. Langsam genug Mehl schlagen, um eine zottelige Mischung zu machen, die die Seiten der Schüssel klärt.

3. Im Falle der Manipulation von Hand, drehen Sie den Teig auf eine zierlich bemehlte Arbeitsfläche. Manipulieren Sie den Teig, einschließlich mehr Mehl nach Bedarf, bis die Mischung glatt und vielseitig ist, etwa 10 Minuten.
4. Im Falle der Arbeit mit der Maschine, wechseln Sie auf die Teigschnabrüse und manipulieren auf mittlerer niedriger Geschwindigkeit, bis die Mischung glatt und flexibel ist, ca. 8 Minuten. Wann immer gewünscht, manipulieren Sie auf der Arbeitsfläche, um die Konsistenz zu überprüfen.
5. Gestalten Sie die Mischung in eine Kugel. Bewegen Sie den Teig in eine zart geölte riesige Schüssel. Gehen Sie, um die Mischung mit Öl zu beschichten. Mit Saran-Wrap fest verteilen. Geben Sie Standzugang einen warmen Platz, bis multipliziert in Volumen, etwa 60 Minuten.
6. Die Mischung herunterschlagen und in eine Kugel formen. Den Teig in die Schüssel zurückgeben, mit Öl beschichten, ausbreiten und aufsteigen lassen, bis er wieder multipliziert ist, etwa 45 Minuten.
7. Positionieren Sie ein Rack im Brennpunkt des Ofens und erhitzen Sie es auf 400 Grad

F. Ölen Sie ein riesiges Vorbereitungsblech.

8. Drehen Sie den Teig auf die Arbeitsfläche. Ply, kontinuierlich im Schinken und Rosmarin arbeiten. Glätten Sie den Teig in einen 12-Zoll-Kreis. Beginnend mit einem langen Ende, bewegen Sie sich nach oben Jam move Stil. Drücken Sie die Falten geschlossen. Auf einem Vorbereitungsblech, Falten Seite nach unten. Frei mit Saran-Wrap verteilen. Lassen Sie aufsteigen, bis multipliziert in Volumen, etwa 30 Minuten.
9. Mit einer scharfen Klinge, schneiden Sie 3 flache Neigung schnitt Schnitte in den höchsten Punkt des Brotes. Bereiten Sie sich vor, bis das Brot brillant dunkler ist und leer klingt, wenn sie auf den letzten, 35 bis 40 Minuten angezapft werden. Cool völlig auf einem Drahtgestell. Wann immer gewünscht, mit Aluminiumfolie umschließen und bei Raumtemperatur bis zu 8 Stunden vor dem Servieren lagern.

# KETO BEIM

# Montag: Abendessen: Rindfleisch kurze Rippen in einem langsamen Herd

Mit ein wenig Vorbereitung, werden Sie eine warme Mahlzeit warten auf Sie am Ende eines langen Tages.

Variationstipp: über gewürfeltem Blumenkohl oder mit Sellerie servieren.

Zubereitungszeit: 15 Minuten Kochzeit: 4 Stunden

Portionen: 4

**Was ist drin?**

- Knochenlose kurze Rippen oder Bone-in (2 Pfund)
- Koscheres Salz (nach Geschmack)
- Frisch gemahlener Pfeffer (nach Geschmack)
- Natives Olivenöl extra (2 T)
- Gehackte weiße Zwiebel (1 qty)
- Knoblauch (3 Nelken)
- Knochenbrühe (1 Tasse)
- Kokos-Aminos (2 T)

- Tomatenmark (2 T)
- Rotwein (1,5 Tassen)

**Wie es gemacht wird**

1. In einer großen Pfanne bei mittlerer Hitze Olivenöl hinzufügen. Fleisch mit Salz und Pfeffer würzen. Braun auf beiden Seiten.
2. Brühe und gebräunte Rippen zu langsamem Herd hinzufügen
3. Die restlichen Zutaten in die Pfanne geben.
4. Zum Kochen bringen und kochen, bis die Zwiebeln zart sind. Ungefähr 5 Minuten.
5. Über Rippen gießen.
6. Auf 4 bis 6 Stunden hoch oder 8 bis 10 Stunden niedrig eingestellt.

**Netto kohlenhydratbegabt: 1 Gramm**

Fett: 63 Gramm

Protein: 24 Gramm

Zucker: 1 Gramm

# DAS KETO

# Donnerstag:

# Mittagessen:

# Schinken und Brie Platte

Wie ein Hoagie, aber viel besser.

Variationstipp: Das ist eine Mix-and-Match-Situation, also experimentieren Sie mit verschiedenen Käsesorten und Aufschnitt.

Vorbereitungszeit: 5 Minuten Kochzeit:

Keine serviert 2

**Was ist drin?**

- Schinken, dünn geschnitten (9 Unzen)
- Brie-Käse (5 Unzen)
- Sardellen (2/3 Unzen
- Grünes Pesto (2 T)
- Kalamata Oliven (10 qty)
- Baby Spinat (1/6 Unze)
- Mayonnaise (.5 Tasse)
- Frische Basilikumblätter (10 qty)

## Wie es gemacht wird

Zutaten mit einer Portion Mayonnaise auf einen Teller geben.

Netto kohlenhydrat: 6 Gramm Fett: 103

Gramm

Protein: 40 Gramm

Zucker: 0 Gramm

CPSIA information can be obtained
at www.ICGtesting.com
Printed in the USA
LVHW082036130621
690125LV00002B/79

9 781802 978667